LA CRÉOSOTE
PAR LA VOIE INTESTINALE

CONTRIBUTION A L'ÉTUDE

DU TRAITEMENT DE LA TUBERCULOSE

PAR

Le Dr Émile SARLES

PHARMACIEN DES HÔPITAUX DE MARSEILLE (Concours 1891)
EX-INTERNE DES MÊMES HÔPITAUX (Concours 1885)
LAURÉAT DE L'ÉCOLE DE MÉDECINE ET DE PHARMACIE (Concours 1885)
LAURÉAT DU COMITÉ MÉDICAL DES BOUCHES-DU-RHÔNE (Concours 1891)

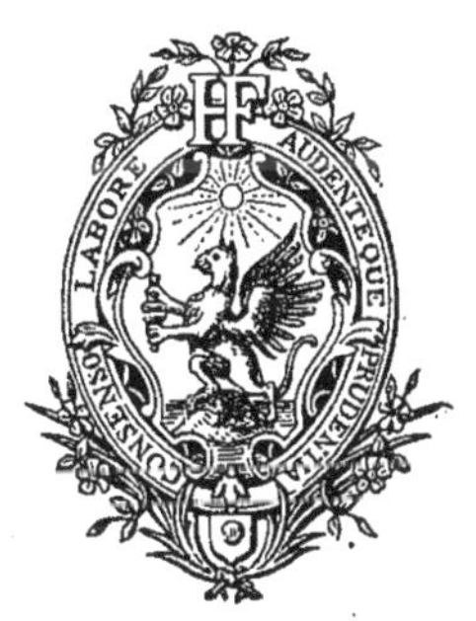

MONTPELLIER
IMPRIMERIE CENTRALE DU MIDI
(Hamelin Frères)

1892

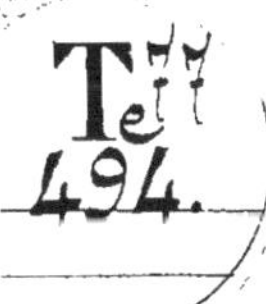

LA CRÉOSOTE
PAR LA VOIE INTESTINALE

CONTRIBUTION A L'ÉTUDE
DU TRAITEMENT DE LA TUBERCULOSE

PAR

Le Dr Émile SARLES

PHARMACIEN DES HÔPITAUX DE MARSEILLE (Concours 1891)
EX-INTERNE DES MÊMES HÔPITAUX (Concours 1885)
LAURÉAT DE L'ÉCOLE DE MÉDECINE ET DE PHARMACIE (Concours 1885)
LAURÉAT DU COMITÉ MÉDICAL DES BOUCHES-DU-RHÔNE (Concours 1891)

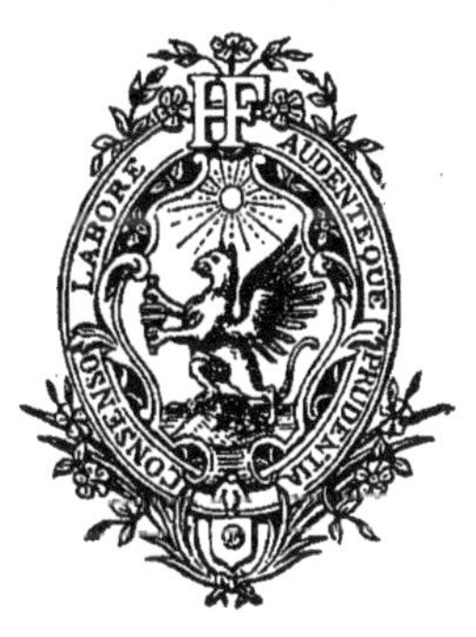

MONTPELLIER
IMPRIMERIE CENTRALE DU MIDI
(Hamelin Frères)

1892

AVANT-PROPOS

Notre intention était de prendre comme sujet de notre thèse inaugurale les recherches sur la vaccination chimique des maladies infectieuses, et en particulier de la tuberculose, que nous poursuivons déjà depuis plusieurs années. Malheureusement ces recherches, très longues et très délicates, ne nous ont donné, depuis 1888, que des résultats insuffisants pour nous permettre d'en faire à l'heure actuelle une étude complète.

La chute bruyante d'une tentative analogue nous a récemment confirmé dans cette résolution.

En cet état, nous avons cru bon de résumer les expériences que nous faisons depuis un an sur l'administration de la créosote dans la tuberculose pulmonaire à l'hôpital Sainte-Marguerite. Nous les avons faites sous la direction de notre maître, M. le docteur Boy-Teissier, médecin des hôpitaux, à l'obligeance duquel nous sommes heureux de rendre hommage.

Arrivé au terme de nos études médicales, nous considérons comme un devoir bien agréable de remercier tous nos maîtres, et nous le faisons avec d'autant plus de plaisir que nous n'avons jamais rencontré chez eux que amitié et bienveillance.

Qu'il nous soit permis de remercier tout d'abord M. le professeur Domergue, pharmacien en chef des hôpitaux, manipulateur habile autant que professeur disert, dont nous avons apprécié si souvent la science et la solide amitié.

Nous avons été pendant deux ans l'interne de M. le professeur Laget, et le peu de clinique que nous savons, nous le devons à sa science profonde, à sa grande expérience et à sa parfaite obligeance.

M. le professeur Combalat nous a toujours témoigné la plus grande bonté et nous a facilité l'étude difficile de la clinique chirurgicale. Nous lui en sommes très reconnaissant.

A tous nos autres maîtres des hôpitaux et de l'École de Marseille, MM. les professeurs Rietsch, Villard, Nepveu, Boinet, Villeneuve, Fallot, Arnaud, G. Roux de Brignoles, Laplane; MM. les docteurs Coste, Schnell, Gilly, J. Arnaud, Pagliano, médecins des hôpitaux, nous adressons l'assurance de notre vive gratitude.

Nos compatriotes, les docteurs Alhut et Georges Brémond nous ont accueilli à Marseille avec une cordialité dont nous ne saurions être trop reconnaissants. Nous remercions de plus le docteur Georges Brémond de nous avoir fait profiter de ses précieuses connaissances en otologie et en laryngologie.

Nous n'avons garde d'oublier ici M. le docteur Gauderon, professeur à l'École de médecine de Besançon, dont la bienveillance nous a suivi dans toutes nos études.

M. le professeur Grasset a bien voulu nous faire l'honneur d'accepter la présidence de cette thèse. Nous l'en remercions bien sincèrement.

INTRODUCTION

La tuberculose est pour la médecine un sujet inépuisable, qui, malgré des recherches incessantes, est toujours d'actualité.

Si les découvertes modernes nous ont fait connaître l'ennemi que nous avons à combattre, elles ne nous ont pas encore enseigné le moyen de le vaincre, et la terrible maladie poursuit sa route en faisant subir à l'humanité des ravages de plus en plus effrayants. C'est en vain qu'on a presque épuisé contre elle les ressources de l'ancienne matière médicale et de la chimie moderne. C'est en vain qu'on a successivement essayé les lavements gazeux, les inhalations d'acide fluorhydrique, les injections d'eucalyptol, l'acide cyanhydrique, etc, etc. Sans dire que ces divers traitements n'ont pas produit de bons effets, il faut cependant avouer qu'aucun d'eux n'a tenu les espérances qu'il promettait à son début. Nous devons excepter toutefois les cures d'air continu et les cures d'altitude, qui ont donné bien souvent d'excellents résultats.

Les découvertes de la science moderne ont lancé la thérapeutique de la tuberculose sur deux voies bien différentes : la première, la méthode des vaccinations, s'attaque directement à la cause. On a employé la méthode de la vaccination chimique, qui consiste à saturer l'organisme par les substances solubles sécrétées par les microbes, de façon à produire en lui l'état bactéricide des humeurs, qui persistera longtemps et le mettra à l'abri de nouvelles attaques. Il importe de ne pas dissimuler que, jusqu'à présent, ces tentatives ont radicalement échoué. La chute bruyante de la tuberculine de Koch vient de le prouver encore tout récemment. Cet insuccès ne doit pas nous empêcher de penser que, le jour où on aura en mains un principe nettement défini dont on pourra graduer sciemment les doses et l'intensité, il ne sera pas impossible de rendre un organisme réfractaire à la pullulation d'un microbe pathogène et de lui conférer ainsi l'immunité pour une affection morbide déterminée (1).

La deuxième méthode de traitement dans laquelle nous engage la science contemporaine est beaucoup plus modeste. Elle n'a plus la prétention de s'attaquer directement à la cause. Au lieu d'agir seule, elle ne servira plus que d'auxiliaire à l'organisme dans sa lutte contre le microbe. C'est la méthode de l'antisepsie interne.

Elle consiste, non plus à produire cet état bactéricide des humeurs qui empêche la vie des microbes, mais simplement à transformer ces humeurs en bouillon de culture moins favorable, à affaiblir le microbe et mettre ainsi l'organisme en présence d'un ennemi moins redoutable.

(1) Sarles, *Contribution à l'étude des ptomaïnes.*

Sans désespérer de la première méthode, plus radicale, il est bon de ne pas oublier la seconde, plus humble, c'est vrai, mais qui donne des résultats plus immédiats. C'est à cette dernière que nous avons voulu apporter notre modeste contribution.

La méthode de l'antisepsie interne n'a pas donné non plus de résultat radical, et nous devons considérer comme impossible de réaliser l'antisepsie médicale complète, c'est-à-dire de stériliser un organisme au point de vue tuberculeux. C'est qu'il importe de ne pas oublier qu'à côté du microbe il y a la cellule humaine, qui demande à être respectée au delà de toutes limites, car par ses mouvements, par ses sucs, par ses digestions, elle lutte elle-même contre le microbe. Il faudra donc respecter non seulement son existence, mais encore ses attributs physiologiques dans toute leur intégralité.

Si nous considérons en particulier la lutte de l'organisme contre la tuberculose, la réaction qu'il oppose à son envahissement, peut-être pourrons-nous lui venir en aide dans sa lutte. Lorsque le microbe de la tuberculose, en effet, est parvenu au cœur de la place, c'est-à-dire dans l'intimité de nos tissus, par une porte d'entrée quelconque, un acte énergique de résistance s'opère au milieu du tissu envahi. De cette irritation permanente naît un travail de prolifération cellulaire qui n'a d'autre but que d'enserrer dans une production scléreuse le foyer d'infection. Il n'est pas rare de trouver à l'autopsie des cavernes étroitement enserrées dans un tissu cicatriciel qui oppose ainsi une barrière infranchissable à la dispersion des germes dans le torrent circulatoire ou le territoire ambiant.

Nous avons voulu favoriser cette réaction salutaire par

l'administration de la créosote. Nous n'avons pas rejeté pour cela les autres ressources que nous offraient l'hygiène et la thérapeutique. Nous avons employé, toutes les fois que cela nous a été possible, la suralimentation, l'huile de foie de morue et la cure d'air continu. Ce n'est que dans ces conditions que la créosote peut avoir une réelle efficacité.

LA CRÉOSOTE
PAR LA VOIE INTESTINALE

CONTRIBUTION A L'ÉTUDE

DU TRAITEMENT DE LA TUBERCULOSE

I

HISTORIQUE

La créosote (de κρεας, chair, et σωζω, je conserve) est un liquide doué de propriétés antiseptiques remarquables que Reichembach a retiré, en 1832, du goudron de bois. Il existe sous ce nom dans le commerce quantité de liquides de composition diverse qui n'ont de commun que le nom. Avant les travaux de Bouchard et Gimbert, on désignait surtout par le nom de créosote, la créosote du goudron de houille qu'employaient les dentistes et qui, formée surtout de phénol et de crésylol, offre une composition et des propriétés bien différentes de la créosote du goudron de hêtre. A cette époque (1874), dit Bouchard, il n'existait pas un gramme de créosote de hêtre dans les pharmacies.

Nous nous sommes toujours servi dans nos recherches de la créosote de hêtre que l'on prépare ainsi : on distille le goudron de bois jusqu'à ce que le résidu ait acquis une consistance poisseuse ; on rectifie plusieurs fois le produit en ne recueillant que les parties plus lourdes que l'eau ; on les fait dissoudre dans une solution de potasse caustique. La solution alcaline est chauffée de manière à résinifier une substance étrangère qui s'est dissoute dans la potasse en même temps que la créosote. On met celle-ci en liberté par l'acide sulfurique étendu. On la fait dissoudre à nouveau dans la potasse et on distille, et on continue de nouvelles solutions et de nouvelles distillations jusqu'à ce qu'elle se dissolve dans la potasse sans laisser de matière huileuse.

Ce n'est pas la première fois que la créosote est employée en thérapeutique. Aussi croyons-nous bon de jeter un rapide coup d'œil sur les différents modes d'emploi antérieurs à la voie rectale.

C'est à Reichembach que revient l'honneur de l'avoir introduite dans la thérapeutique. Ayant laissé tomber sur sa main une goutte du liquide qu'il venait d'obtenir du goudron de bois, il vit l'épiderme se fendiller et tomber par squames furfuracées. Il eut l'idée de rechercher les propriétés antifermentescibles et antiputrides de son nouveau produit et ne tarda pas à les découvrir.

Il les utilisa tout d'abord pour l'usage externe, pansement des plaies, des ulcères, etc. ; puis, encouragé par le succès, il ordonna la créosote à l'intérieur dans la phtisie pulmonaire, en 1833. Ses recherches eurent un retentissement énorme, et la créosote devint alors le médicament en vogue. Un engouement rapide porta aux nues ce produit dont on voulut faire une panacée universelle. On avait tant espéré, que les désillusions se produisirent nombreuses et rejetèrent ce médicament dans un oubli aussi injuste que son succès avait été trop exagéré. Pécholier (de Montpellier) l'en tira tout d'abord en 1868. S'appuyant sur les travaux de Béchamp sur les propriétés antiputrides de la créosote, il l'employa contre la fièvre typhoïde. Morache, en 1870, confirme ses recherches dans un Mémoire à l'Académie des sciences.

Mais ce n'est guère qu'en 1874, avec les travaux de Bouchard et Gimbert, qui l'expérimentèrent à nouveau avec moins d'enthousiasme mais avec une méthode plus suivie, que la créosote a repris dans le traitement de la tuberculose la place prépondérante que lui valent ses propriétés.

Depuis cette époque, de nombreux expérimentateurs l'introduisent dans l'organisme par trois voies différentes : la voie stomacale, la voie respiratoire et la voie cutanée.

La porte d'entrée stomacale est la première en date. Bouchard et Gimbert emploient un vin créosoté dont voici la formule :

Créosote pure de hêtre. . .	13 gr. 50
Teinture de gentiane. . . .	30 gr.
Alcool.	250 gr.
Vin de Malaga	q. s. pour 1 litre.

et dont ils font prendre trois ou quatre cuillerées à soupe par jour. Dujardin-Beaumetz prescrit une préparation analogue.

Les mêmes auteurs emploient une huile de foie de morue créosotée que l'estomac supporte assez facilement.

On a fait aussi des capsules d'huile créosotée, des pilules où la créosote est ou non associée à l'iodoforme, au baume de Tolu, à la terpine, et dont les formules variées ont fait la fortune de nombreuses spécialités pharmaceutiques.

Les inhalations qui constituent la seconde méthode avaient

été préconisées par Reichembach, puis abandonnées. Elles ont été reprises récemment par M. Tapret à l'hôpital Saint-Antoine et par M. Legroux à l'hôpital Trousseau. Le traitement consiste à faire respirer les malades dans une atmosphère créosotée obtenue à l'aide de pulvérisateurs à vapeur. Germain Sée (1) a fait ces inhalations créosotées dans une atmosphère d'air comprimé.

La troisième méthode, qui consiste à employer la voie cutanée, a été conçue tout d'abord pour ménager les estomacs délicats qui ne pouvaient supporter la créosote par la voie stomacale, puis ensuite pour faire pénétrer ainsi dans le sang des quantités considérables de créosote. Maigret, dans sa thèse (2), préconise ce mode d'administration. Il emploie pour cela une peptone créosotée. M. Tapret emploie une huile créosotée dont chaque seringue contient 15 centigrammes de créosote pure.

M. Burlureaux, professeur agrégé à l'École d'application de médecine et de pharmacie militaires (3), emploie lui aussi l'huile créosotée, mais à très hautes doses. Il se sert d'une huile créosotée à 1/15 qu'il injecte avec une seringue spéciale très lentement (pas plus de 20 grammes par heure). Il arrive à donner ainsi de 150 à 200 grammes par jour. Mais on voit combien il est difficile de faire accepter à un malade dix heures d'injections sous-cutanées par jour. Burlureaux arrive ainsi à faire pénétrer journellement dans l'organisme de 4 à 13 grammes de créosote.

(1) *Bulletin de l'Académie de médecine*, 14 avril 1891.

(2) Maigret, Thèse de Paris, 1884.

(3) Burlureaux, *Bulletin Soc. derm.*, mars-avril 1891.

II

CHIMIE

La créosote de hêtre pure est un liquide blanc, d'odeur aromatique particulière, très distincte de l'odeur de l'acide phénique, très intense et très persistante. A l'air, elle se colore en brun. Sa saveur est brûlante et très caustique. Sa densité varie de 1037 à 1087. Elle bout à 203° ; elle ne se solidifie pas par un froid de 27°.

Elle est peu soluble dans l'eau, très soluble dans l'alcool, l'éther, le sulfure de carbone, l'acide acétique ; elle dissout le phosphore, le soufre, le sélénium, les matières colorantes, les matières grasses.

Caractères. — La créosote se dissout dans l'acide sulfurique concentré avec une coloration rouge qui passe au violet pourpre ; elle donne avec le chlorure mercurique un précipité jaune rougeâtre, avec le sulfate de cuivre un précipité vert pomme. Une solution alcoolique de créosote donne avec le perchlorure de fer neutre une belle coloration vert émeraude.

Composition. — La créosote n'est pas une combinaison définie, c'est un mélange dont les proportions diffèrent suivant la source qui la fournit, c'est-à-dire suivant le goudron d'où on l'extrait. Nous aurons spécialement en vue la créosote au goudron de hêtre, celle de Reichembach, dans laquelle on a pu isoler les principes suivants :

Crésol. . . . $C^6 H^4 < \begin{matrix} CH^3 \\ OH \end{matrix}$

Phlorol. . . . $C^6 H^3 \begin{matrix} / \\ — \\ \backslash \end{matrix} \begin{matrix} CH^3 \\ CH^3 \\ OH \end{matrix}$ ou diméthylphénol

Gaïacol. . . . $C^6 H^4 < \begin{matrix} OCH^3 \\ OH \end{matrix}$

Créosol . . . $C^6 H^3 \begin{matrix} / \\ — \\ \backslash \end{matrix} \begin{matrix} OCH^3 \\ CH^3 \\ OH \end{matrix}$

Les deux plus importants de ces corps sont le crésol et le gaïacol.

Le *crésol* ou *crésylol* n'est pas un corps unique, mais un mélange de trois isomères, les crésols ortho, méta et para, dont la constitution a été établie par Barth (1).

Le *gaïacol* est l'éther monométhylique de la pyrocatéchine. Il fut extrait de la créosote de hêtre par Gorup Besanez, peu de temps avant que Hlasivetz découvrît le crésol. On l'a obtenu en distillant l'acide vanillique en présence de la chaux éteinte. Marasse (2) a démontré qu'il forme la partie la plus considérable de la créosote de hêtre.

Il est utile de connaître dès maintenant les réactions caractéristiques du gaïacol, sur lesquelles nous aurons à revenir à propos de l'élimination de la créosote :

1° Avec le perchorure de fer, le gaïacol donne une colora-

(1) *Annal. chem. Pharm.*, t. CLIX.
(2) *Bulletin de la Société chimique*, tomes XI, XII, XIII.

tion bleue qui passe au vert, si on augmente la proportion du réactif ;

2° Dissous dans l'ammoniaque et additionné d'hypochlorite de soude, il donne une coloration bleue, lorsqu'on chauffe le mélange ;

3° Quelques gouttes de gaïacol ajoutées à des mélanges à volumes égaux de chloroforme et de lessive de potasse et chauffées donnent une coloration rouge pourpre ;

4° Si on ajoute à quelques gouttes d'acide sulfurique une goutte de gaïacol, on a une coloration rouge pourpre ;

5° Avec l'eau bromée, on a un précipité jaune orangé qui devient très rapidement brun.

III

PHYSIOLOGIE

La créosote à dose faible produit sur les infiniment petits des effets très violents. De faibles proportions tuent facilement les microzoaires et les microphytes ou s'opposent à leur développement.

Elle tue les plantes, même en solution très diluée, comme l'a remarqué Miguet. Le même auteur l'a expérimentée sur un chien et a rapporté des résultats analogues à ceux que nous avons consignés dans notre chapitre de l'élimination.

A dose faible, l'action est nulle. Un chien de deux mois prend sans inconvénient pendant huit jours quatre gouttes de créosote. Huit gouttes occasionnent au même animal une marche lente, des nausées, du tremblement et de l'amaigrissement.

A dose massive (7 gr. 80 dans 15 grammes d'eau), l'empoisonnement est rapide (prostration, vertiges, étourdissements) ; les sens sont engourdis, la respiration s'embarrasse par la production de mucosités dans les voies respiratoires. De temps en temps on observe des éructations, des nausées, des vomissements. Puis la respiration s'embarrasse de plus en plus, les membres sont agités de frémissements et la mort arrive par suffocation.

A l'autopsie, tous les tissus sont imprégnés d'une forte odeur de créosote et des lésions se remarquent dans les principaux organes. La muqueuse des voies digestives présente des traces d'irritations, des taches rouges, ecchymotiques.

Les poumons sont gorgés de sang brun.

Le cerveau semble sain.

L'injection d'eau créosotée dans la jugulaire ou la carotide donne lieu à la même symptomatologie.

Chez l'homme, la physiologie est la même.

Les doses faibles ne produisent que des sensations passagères, saveur et odeur désagréables, chaleur plus ou moins accusée dans les voies digestives.

A dose massive, exagération de ces symptômes et adjonction des suivants : excitation bronchique, polyurie, dysurie et coloration noire de l'urine. Nous avons pu remarquer dans toutes nos recherches combien il est faux d'attribuer à la présence de l'acide phénique cette coloration noire des urines. Car nous nous sommes servi exclusivement de créosote absolument pure, dont nous avons toujours eu le soin de contrôler minutieusement les réactions, en nous attachant surtout à déceler l'acide phénique, et, avec cette créosote pure, nous avons toujours pu remarquer la coloration noire des urines, surtout dans les premières heures qui suivaient l'ingestion.

Quant aux effets de la dose massive de créosote chez l'homme, nous reproduisons, sans les avoir contrôlées, les assertions de Miguet (1), car, aux doses que nous avons employées, nous n'avons jamais constaté aucun des symptômes décrits par cet auteur. Ce sont les suivants :

« Affaiblissement des muscles, troubles profonds des organes des sens et de l'intelligence, tremblements généralisés, contracture, convulsions, coma ; modifications profondes de la circulation et de la respiration, caractérisées par du ralentissement du cœur, de la dyspnée, de la suffocation, la cessa-

(1) Miguet, *Dictionnaire de thérapeutique de Dujardin-Beaumetz.*

tion des mouvements circulatoires, l'asphyxie due à la supersécrétion bronchique et enfin la mort. »

Nous devons nous hâter de dire que de tout ce tableau clinique si noir, de tout cet ensemble de symptômes, nous n'avons jamais constaté que le ralentissement de la respiration, ralentissement qui a été quelquefois très marqué, mais sans jamais devenir inquiétant. Nous croyons toutefois que la propriété que possède la créosote à si haut degré de coaguler l'albumine peut nous faire redouter une désorganisation du système nerveux et doit nous engager à surveiller très minutieusement son emploi dès qu'on dépasse les doses ordinaires.

IV

ACTION MICROBICIDE

Les découvertes modernes nous expliquent à quelles propriétés la créosote doit les excellents résultats que donne son administration dans les maladies infectieuses.

Le pouvoir antiseptique de la créosote est en effet très énergique. D'après les résultats obtenus sur les cultures, il nous est possible de nous expliquer son mode d'action dans l'organisme. Bien qu'on ne puisse pas comparer l'organisme humain à un bouillon de culture, il nous est cependant permis de penser que, si nous introduisons dans nos tissus une substance qui empêche la pullulation d'un microbe pathogène, nous affaiblirons ce microbe et nous permettrons à l'organisme de l'éliminer ou tout au moins de ne pas se laisser détruire par lui.

C'est ce quo los rccherches de Guttmann (1) ont démontré pour la créosote. Cet auteur a observé :

1° Que le bacillus phosphorescens, le bacille de la septicémie du lapin, le streptococcus de l'érysipèle, le bacille du choléra, cessent de se développer dans des solutions de créosote à 114000 ;

2° Qu'à 1/2000 ne se développent plus le micrococcus tetra-

(1) *Zeitschrift für klin. Medicin.*, t. XIII.

genes, le staphylococcus pyogenes aureus, le bacillus pneumonicus, le bacille d'Eberth ;

3° Qu'à 1/1000 cessent leur développement le micrococcus prodigiosus, le bacillus pyocaneus, le staphylococcus pyogenes albus ;

4° Qu'enfin le bacille tuberculeux donne des cultures très faibles dans des solutions à 1/4000 et nulles dans les solutions à 1/2000.

Nous devons donc conclure de ces résultats que, pour avoir contre le bacille de la tuberculose une action efficace, nous devons amener le sang à contenir 1/4000 de créosote. Nous verrons dans le cours de cette étude que nous sommes arrivé à dépasser notablement cette dose, ce qui nous permet, au moins théoriquement, d'avoir des résultats positifs.

V

DE LA CRÉOSOTE PAR LA VOIE INTESTINALE

Notre attention fut portée, il y a déjà fort longtemps, sur les propriétés antibacillaires de la créosote par cette expérience que le professeur Bouchard rapporte dans sa *Thérapeutique des maladies infectieuses :* Deux lapins, même âge et de même poids, sont inoculés en même temps avec une même quantité de matière tuberculeuse ; puis tous deux sont conservés dans la même câge, mais l'un d'eux reçoit tous les jours 0 gr. 25 de créosote par kilogramme. Celui qui est laissé sans traitement va en dépérissant et meurt trois mois après l'inoculation ; on trouve tous ses organes *farcis de tubercules*, tandis que l'autre, sacrifié le même jour, ne présente aucune trace de tuberculose.

Frappé du résultat positif de cette expérience, nous étions très désireux d'expérimenter à nouveau les propriétés curatives de la créosote dans le traitement de la tuberculose, dans un hôpital où les jeunes orphelines recueillies par la charité publique paient un tribut excessif à cette terrible maladie. Notre maître, M. le docteur Boy-Teissier, médecin des hôpitaux de Marseille, dont l'ardeur scientifique égale l'obligeance, voulut bien non seulement nous laisser diriger le traitement, mais encore nous aider de ses précieux conseils et mettre à notre disposition sa grande expérience.

Pendant un certain temps, nous avons donné aux malades le vin créosoté de Bouchard, dont nous avons cité plus haut a formule ; mais cette préparation, généralement bien acceptée par les hommes, dont l'estomac est plus vigoureux, est fort mal supportée par les femmes, qui ne veulent pas subir le malaise qui suit l'ingestion. Nous dûmes l'abandonner. A la dose que nous avions l'intention d'employer, nous ne pouvions songer ni à la forme capsulaire, ni à la forme pilulaire, qui avaient toutes deux l'inconvénient de faire pénétrer dans le tube digestif des substances inertes de digestion difficile. Le procédé stomacal, d'ailleurs, a par lui-même l'inconvénient très grave de troubler la nutrition dans une affection où il y a un énorme intérêt à favoriser cette fonction. On court ainsi les chances de perdre, par la débilitation imprimée à l'organisme, les avantages dus au traitement médicamenteux.

Nous ne pouvions recourir à la méthode respiratoire. Les travaux de Tapret et de Germain Sée ont prouvé que, pour obtenir des résultats par cette méthode, il fallait toute une installation spéciale qui n'était pas à notre disposition. L'eussions-nous eue, que nous aurions beaucoup hésité à nous en servir. Ce procédé, en effet, présente l'inconvénient d'être très compliqué et d'effrayer ainsi le malade.

C'est le même reproche que nous ferons au système des injections hypodermiques de M. Burlureaux. Il nous eût été très difficile de faire accepter à des jeunes filles, souvent capricieuses, cette méthode longue et difficile.

C'est alors que nous eûmes recours à une porte d'entrée plutôt entrevue qu'employée par Reichembach, la voie intestinale. Nous eûmes l'idée, en mai 1891, de faire ingérer par cette voie des quantités de créosote suffisantes pour produire dans l'organisme l'état bactéricide des tumeurs. Le premier problème qui se posait était celui du véhicule à employer. Il fallait que ce véhicule fût en petite quantité, de façon à ce que le lavement soit conservé suffisamment pour permettre l'absorption du principe actif. Il était impossible de songer à l'eau, qui dissout fort peu de créosote, à moins de l'additionner d'une quantité suffisante d'alcool qui en eût encore augmenté la causticité. Nous eûmes alors l'idée de faire, avec l'eau comme véhicule, un corps gras et un jaune d'œuf, une émulsion de créosote que nous employâmes pendant quelque temps. Puis nous fîmes une solution complètement huileuse avec la créosote de 4 à 10 grammes et de l'huile d'olives 150 grammes.

Ayant fait un jour cette solution avec l'huile de pieds de bœuf, nous remarquâmes que la créosote s'y dissolvait avec une très grande facilité, ce qui attira notre attention sur les huiles animales. Dans le traitement de la tuberculose, l'huile animale qui s'impose est l'huile de foie de morue, par laquelle nous remplaçâmes immédiatement l'huile de pieds de bœuf. Évidemment le problème de l'absorption par le gros intestin n'est pas résolu. Mais, étant donné qu'on prescrit des lavements de peptone, nous avons cru préférable de prévoir une absorption et de joindre aux propriétés antiseptiques de la créosote les propriétés reconstituantes et toniques de l'huile de foie de morue. Les travaux de Gautier et Mourgues ont d'ailleurs démontré que l'huile de foie de morue n'agit pas seulement comme corps gras, mais encore par les alcaloïdes qu'elle contient.

En résumé, notre formule définitive a été celle-ci :

Créosote de goudron de hêtre....	1 à 10 gr.
Huile de foie de morue blonde....	150 gr.

de telle façon que notre solution la plus concentrée a été à 1/15.

La créosote que nous avons employée est la créosote pure de goudron de hêtre, mélangée à parties à peu près égales de crésol et de gaïacol. Nous y avons toujours soigneusement recherché l'acide phénique par les réactions de Read (1).

On ajoute à l'huile à essayer	Créosote	Phénol
3 ou 4 fois son volume d'eau de baryte.	Solution trouble	Solution claire ; quelquefois, après quelque temps, précipité faible.
Solution alcoolique de perchlorure de fer.	Coloration verte	Coloration brune.
Solution aqueuse de perchlorure de fer.	Pas de changement.	Coloration bleue.
Glycérine	Soluble dans la glycérine d'où elle est précipitée par l'eau.	Soluble dans la glycérine, n'est plus précipité par l'eau.

Nous n'avons jamais eu à rejeter une créosote comme falsifiée par l'acide phénique, ce qui confirme la remarque de M. Catillon que les créosotes commerciales ne contiennent plus de phénol.

Le mode définitif du médicament trouvé, il restait à convaincre les malades de se soumettre au traitement. Cela n'a pas toujours été facile. L'ennui du lavement lui-même, l'odeur persistante d'huile de foie de morue, la crainte du malaise très réel qui suit immédiatement l'ingestion du lavement, rebutait nos malades. Cela s'explique d'autant mieux que les tuberculeux au début n'ont généralement pas conscience de leur état, et qu'il est très difficile de leur faire admettre un traitement long et répugnant pour un simple mauvais rhume. De plus, nous n'avions à notre disposition que la persuasion,

(1) Read, *Archives de pharmacie*, t. IV.

l'appui administratif ne donnant au médecin dans les hôpitaux de Marseille qu'une autorité illusoire.

Pour faire disparaître en partie la sensation très désagréable du malaise général qui, chez certains malades, suit l'ingestion du médicament, nous avons eu recours à l'opium. Nous avons ajouté à notre lavement une vingtaine de gouttes de laudanum de Sydenham. Mais l'opium n'agissait pas encore au moment où s'exerçait la causticité de la créosote et le malaise persistait. Nous eûmes alors l'idée de faire prendre, une heure avant le lavement créosoté, un petit lavement de 80 à 100 gr. d'eau avec vingt gouttes de laudanum. Ce moyen nous a généralement réussi. Pour certaines malades impressionnables, nous avons dû cependant y ajouter encore un lavement contenant la même quantité d'eau avec quelques centigrammes de chlorhydrate de cocaïne et pris immédiatement avant le lavement créosoté. Nous avons toujours eu le soin pour cela d'étudier la susceptibilité particulière de chacune de nos malades pour la cocaïne, en commençant par des doses très faibles.

Nous étions en possession de tous ces moyens depuis environ un mois lorsque parut dans la *Semaine médicale* du 1er juillet 1891 une note de Révillet qui vint nous confirmer dans nos recherches. Cet auteur a expérimenté sur lui-même la créosote par la voie intestinale et a observé une tolérance parfaite jusqu'à 4 grammes. Les lavements ont été pris au moment du coucher. Les signes d'absorption sont très rapides, le malade a presque immédiatement la saveur de créosote dans la bouche, les urines deviennent très vite noirâtres. Il a produit en même temps un abaissement de température de 1 à 2 degrés. On observe aussi un peu de ralentissement du pouls et du nombre des respirations. Si les viscères, foie, rein, sont en bon état, il y a tolérance parfaite. S'il y a de l'albumine dans les urines, c'est une contre-indication formelle.

Dans nos recherches personnelles, nous avons donné à nos

malades (et nos expériences portent sur quinze malades) des lavements créosotés, en débutant par 1 gramme de créosote et en augmentant tous les trois ou quatre jours, de façon à atteindre la dose maximum de 10 grammes au bout du premier mois. Nous avons continué cette dose pendant deux et trois mois, sans autres interruptions que les périodes menstruelles, pendant lesquelles les malades se refusaient généralement à suivre le traitement. Si nous tenons compte de cette interruption, nous pouvons admettre que chacune de ces malades a pris environ une quantité minimum de 600 à 700 grammes de créosote.

Nous verrons dans notre chapitre sur l'élimination que la moitié au moins de cette créosote a pénétré dans le sang pour s'éliminer ensuite par les reins. Si nous considérons, comme nous l'enseigne la physiologie, la quantité totale de sang comme le treizième du poids du corps, nos expériences ayant été faites sur des femmes du poids moyen de 50 kilogrammes, nous aurons théoriquement transformé le sang en une solution de créosote à plus de 1 pour 100. Il nous est donc permis de croire que nous aurons ainsi obtenu chez nos malades en traitement l'état bactéricide des humeurs de l'organisme par une substance qui, les expériences de Guttmann l'ont trouvé, trouble profondément la vie et les fonctions du bacille. D'où les résultats thérapeutiques que nous signalons plus loin.

Nous avons ordonné le traitement créosoté à toutes les périodes de la tuberculose, comme nous le verrons par nos observations. Sans considérer la fièvre comme une contre-indication, puisque la fièvre diminue par le traitement, comme l'a indiqué Mignon (1) et comme nous l'avons observé nous-mêmes chez tous nos malades, nous n'avons pu continuer le lavement

(1) Mignon, Thèse Paris, 1888.

dans les formes fébricitantes intenses. Soit par une impressionnabilité plus grande, soit par débilitation excessive ces malades ne pouvaient supporter la créosote.

Nous avons remarqué le contraire dans les tuberculoses à formes laryngées qui ont toujours bien supporté le médicament. Nous n'avons pas non plus considéré comme contre-indication les hémoptysies mêmes fréquentes et abondantes. Nous avons compté dans ce cas sur les propriétés hémostatiques de la créosote, qu'elle tire de son action coagulante sur le sang et sur l'albumine, et nous n'avons pas été déçu.

Nous avons généralement fait prendre le lavement créosoté le soir, trois heures après le repas, après avoir eu le soin de débarrasser l'intestin par un grand lavement simple. Nous n'avons fait prendre le lavement dans la journée que lorsque nous avons voulu recueillir les urines par doses fractionnées. Dans ce cas nous avons vu les urines noirâtres même avant la première heure, puis cette coloration diminuer progressivement, de telle façon que, les récipients ne fussent-ils pas numérotés, on pourrait reconnaître à l'intensité de la coloration l'heure de l'émission.

Immédiatement après l'ingestion du médicament, nous avons observé chez nos malades un peu de mal de tête, une tendance au vertige, des bouffées de chaleur au visage. Mais tous ces symptômes ne constituent guère qu'un état de malaise général très léger qui disparaît rapidement. Il n'en est pas de même du ralentissement du pouls et du nombre des respirations qui persiste pendant plusieurs heures. Les minima que nous avons observés sont 15 inspirations et 57 pulsations par minute.

Au bout d'une demi-heure, il se produit un abaissement de la température qui peut aller jusqu'à 2° 5 et qui s'accompagne quelquefois de sueurs. Cet état disparaît au fur et à mesure que la créosote s'élimine.

Nous n'avons jamais observé les éruptions que signale le docteur Bernard dans l'administration de ce médicament.

Nous avons eu le soin, avant de commencer le traitement, de vérifier le poids de chacun de nos malades et la valeur de ses échanges nutritifs. Nous avons repris ces données plusieurs fois pendant le cours du traitement, ce qui nous a permis de suivre ainsi très régulièrement les progrès faits dans la nutrition.

Les voies d'élimination sont les poumons, les crachats et surtout les reins. Nous nous en occupons tout spécialement dans le chapitre suivant.

Nous avons surveillé minutieusement les urines de nos malades pendant toute la durée du traitement. Il est certain que, l'élimination se faisant en majeure partie par le rein, il est de toute nécessité de surveiller attentivement cet organe dont le mauvais fonctionnement permettrait une accumulation dangereuse du médicament. La créosote, continuée pendant un certain temps, n'amène aucune altération du rein, c'est du moins ce que nous croyons pouvoir conclure de l'autopsie de la malade qui fait le sujet de notre observation IV.

VI

ÉLIMINATION

La question de l'élimination de la créosote est une de celles qui ont le plus attiré notre attention. Nous avons fait de nombreuses recherches, afin de déterminer un problème qui n'est pas encore bien résolu dans tous les ouvrages qui traitent de la créosote, c'est la forme sous laquelle ce médicament s'élimine. Nous avons cherché dans les urines à reproduire quelques réactions, même les plus sensibles de ce corps. Nous avons distillé ces mêmes urines, repris successivement le résidu de cette distillation par tous les dissolvants de la créosote, alcool, éther, acide acétique, etc., et c'est en vain que nous avons cherché, dans ces divers liquides, les caractères de la créosote. Nous cherchions encore un procédé pour décéler cette élimination, lorsque, au mois de mars dernier, notre ami Imbert (1), interne des hôpitaux de Montpellier, dans le service de M. le professeur Grasset, nous communiqua la méthode qui lui avait été indiquée par M. le professeur de Girard, directeur du laboratoire de chimie de clinique médicale pour doser la créosote dans les urines. Se basant sur la fonction phénol dont jouissent les composants de la créosote, c'est-à-dire le créosol et le gaïacol, qui constituent la majeure partie de la créosote de hêtre pur, M. le professeur de Girard

(1) Grasset et Imbert, *Élimination de la créosote par les urines.* (*Bulletin thérapeutique,* mars 1892.)

pense que ces corps s'éliminent sous forme de gaïacol, sulfate de potasse et de créosol sulfate de potasse analogue au phénol sulfate de potasse.

La formule du gaïacol sulfate de potasse est :

$$C^6 H^4 \begin{cases} OCH^3 \\ SO^4 K \end{cases}$$

Il reste donc à trouver dans l'urine le créosol sulfate de potasse et le gaïacol sulfate de potasse.

Or ces deux sels, comme tous les dérivés analogues des phénols, chauffés et distillés avec de l'eau et de l'acide sulfurique (5 p. 100) se décomposant, mettent en liberté le gaïacol et le créosol qu'on retrouve dans les produits de distillation et donne comme résidu du sulfate acide de potasse $SO^4 HK$.

Telle est la réaction fondamentale utilisée pour séparer le gaïacol de l'urine. A l'exemple d'Imbert, nous avons recueilli une certaine quantité d'urine ; nous l'avons évaporée au bain-marie jusqu'à ce que son volume soit déduit à 1/10, et nous l'avons ensuite chauffée à feu nu après avoir ajouté 5 pour 100 de son poids d'acide sulfurique concentré ; le gaïacol passe à la distillation sous forme de gouttelettes noires qui tombent au fond du récipient, et la fin de la réaction est annoncée par une production abondante de fumées blanches d'anhydride sulfureux.

Enfin, pour terminer ce qui a trait à la partie chimique, nous signalerons les deux réactions pour lesquelles nous avons caractérisé le gaïacol. La première consiste à traiter le liquide par quelques gouttes de perchlorure de fer ; on obtient ainsi une coloration verte qui passe rapidement au brun. La seconde consiste à mélanger dans un tube à essai 1 centimètre cube de chloroforme avec 1 centimètre cube de liquide à examiner ; puis on ajoute une pastille de potasse caustique et on chauffe lentement sans dépasser 60°; il se produit une coloration rouge pourpre qui apparaît tout d'abord à la surface du fragment de potasse et qui est d'autant plus intense que la quantité de gaïacol est plus grande. Toutes les fois que nous avons obtenu le gaïacol ou que nous en avons soupçonné la présence, nous avons soumis le liquide à ces deux réactions et nous n'avons considéré le résultat comme positif que lorsqu'elles ont été très nettes.

Notre ami Imbert a bien voulu nous communiquer les résultats non encore publiés des recherches qu'il a faites sous la direction de M. le professeur Grasset sur l'élimination de la créosote introduite par la voie intestinale. Nous allons les relater en les rapprochant des nôtres qui ne font que les confirmer.

EXPÉRIENCES DE GRASSET ET D'IMBERT

1° Lavement contenant 1 gramme de créosote :

Résultat : 60 centigrammes de créosol et de gaïacol dans l'urine des douze premières heures;

Crachats des douze premières heures, faible réaction par la potasse et le chloroforme, mais pas de gouttelettes ;

Crachats des douze heures suivantes : pas de réaction.

2° Lavement 1 gramme créosote :

Urines des 4 premières heures	=	0 gr. 46 du mélange de créosol et de gaïacol.
— de 4 à 8	=	0 gr. 08 du mélange de créosol et de gaïacol.
— de 8 à 12.	=	quelques gouttelettes.
— de 12 à 16.	=	plus de gouttelettes, coloration rouge encore assez nette par le chloroforme et la potasse.

3° Lavement contenant 2 grammes de créosote :

Urines des 4 premières heures = 0 gr. 55 du mélange de phénols
— de 4 à 8 . . . . = 0 gr. 26 —
— de 8 à 12. . . . . = 0 gr. 15 —
— de 12 à 24. . . . . = quelques gouttelettes.

4° Lavement contenant 4 grammes :

Urines des 4 premières heures = 0 gr. 7
— de 4 à 8. . . . . = 0 gr. 50
— de 8 à 12 . . . . = quelques gouttelettes.
— de 12 à 24. . . . . . . = —

Crachats des 12 premières heures, réaction rouge.
— 12 heures suivantes, pas de réaction.

Si nous rapprochons ces chiffres de ceux donnés par l'élimination de la créosote introduite par la voie hypodermique, nous trouvons une élimination tout aussi rapide par la voie intestinale, ce qui indique une facilité d'absorption égale. Il n'y a donc aucun avantage à faire subir au malade la douleur inhérente aux injections hypodermiques.

Nous ne relaterons qu'une seule de nos expériences; elles ont toutes été faites après ingestion de notre dose maximum 10 grammes de médicament. Nous avons fait recueillir séparément les urines toutes les trois heures pendant les douze premières heures, puis les urines de la douzième à la dix-huitième heure et celle de la dix-huitième à la vingt-quatrième. Les crachats ont été recueillis au bout de douze heures et au bout de vingt-quatre.

EXPÉRIENCE PERSONNELLLE

Lavement contenant 10 grammes de créosote dans 150 gr. huile de foie de morue :

Urines des 3 premières heures = 1 gr.97 du mélange de phénols
— de 3 à 6 . . . . = 1 gr.03
— de 6 à 9 . . . . = 0 gr.73
— de 9 à 12. . . . . . . = 0 gr.59
— de 12 à 18 . . . . . = 0 gr.09
— de 18 à 24 . . . . . = quelques gouttelettes.
Crachats des 12 premières heures . . . . = donnent très nettement la réaction par le chloroforme et la potasse.
Crachats des 12 heures suivantes. . . . . = pas de réactions.

Nous avons eu l'idée de rechercher dans les matières fécales produites par la première selle qui a suivi le lavement, s'il restait de la créosote non décomposée. Nous avons traité ces matières fécales par l'éther. Après décantation de la solution éthérée, nous avons fait évaporer à l'air libre la majeure partie de l'éther, puis nous avons distillé le reste en ne recueillant que la partie qui passait de 200° à 220°. Nous avons ainsi obtenu 2 gr. 17 d'un liquide brun rougeâtre, à odeur caractéristique de créosote, et qui, repris par l'alcool, a donné la réaction verte caractéristique de la créosote avec une solution alcoolique de perchlorure de fer.

Nous pouvons donc conclure, avec MM. Grasset et Imbert, que la grande voie d'élimination du gaïacol se trouve dans les reins ; que les crachats et les poumons en éliminent une très petite quantité, malgré l'odeur nette de créosote que présente l'haleine des sujets soumis à ce traitement. Une seconde conséquence est la rapidité de l'élimination, puisque nous avons vu la majeure partie d'une dose, même élevée, s'éliminer dans les douze premières heures. Nous pouvons ajouter qu'une certaine quantité reste dans le gros intestin sans être absorbée.

VII

OBSERVATIONS

Toutes nos observations sont personnelles, excepté une qui nous a été communiqué par notre ami Garnier, interne des hôpitaux. Nous avons demandé des renseignements dans les divers services des hôpitaux de Marseille où on a employé la créosote par la voie rectale. Les résultats obtenus ont confirmé nos résultats personnels.

Observation première

Marie P... est une pupille des hospices de Marseille qui est âgée de dix-neuf ans, d'une constitution assez forte. Elle exerce la profession de domestique.

Son père est mort alors qu'elle était très jeune, de mort accidentelle. Sa mère qui habite Marseille est bien portante, ainsi que ces deux frères. Quant à elle, on l'a placée très jeune dans une filature, à Vals, où on la menait assez durement, la forçant à un travail très fatigant pour son âge, sans lui fournir une nourriture saine et suffisante. Elle n'avait que deux heures de promenade par semaine. Il est probable que c'est dans ce milieu peu hygiénique qu'elle a contracté sa tuberculose.

Elle entre à l'hôpital Sainte-Marguerite le 24 août 1891, parce qu'elle tousse beaucoup, qu'elle est essoufflée au moindre mouvement et qu'elle se plaint de manquer absolument de forces.

Elle a commencé à tousser l'été de 1890. Elle n'a jamais eu d'hémoptysies, mais elle a remarqué à ce moment de l'essoufflement sans palpitations. Elle quitte alors la filature pour se rapprocher de sa famille et avoir un service moins fatigant et se placer à Marseille comme domestique.

Au moment où elle entre à l'hôpital, elle a des quintes de toux se produisant surtout le matin et suivies d'expectoration abondante. L'examen bactériologiqne des crachats y décèle une grande quantité de bacilles tuberculeux.

Les fonctions digestives sont troublées. Il y a du dégoût des aliments, des nausées à la suite des quintes de toux, mais peu de vomissements.

Il n'y a pas de diarrhée.

Il y a, le soir, un petit accès de fièvre pendant lequel la température s'élève de 1 degré à 1°5.

Appareil pulmonaire : en avant et à droite, au-dessous de la clavicule, submatité ; expiration lente et saccadée ; induration pulmonaire très marquée, avec propagation des bruits du cœur. En avant et à gauche, quelques craquements secs sous la clavicule, après un effort de toux. En arrière et à droite, respiration soufflante au niveau de l'épine de l'omoplate.

Son poids est de 48 kilogrammes.

L'analyse de ses urines donne les chiffres suivants :

Urée.	15 gr. 87
Chlorures.	6 — 60
Sulfates.	1 — 03
Phosphates	3 — 56

Ces résultats indiquent une pauvreté excessive des échanges nutritifs, avec une désassimilation énorme indiquée par l'excès des phosphates.

La malade commence les lavements le jour même de son entrée à l'hospice. On lui fait prendre en même temps de l'arséniate de soude, du vin de peptone et un julep codéiné pour calmer sa toux.

Le 24 août, lavement créosoté à deux heures.

Le 8 septembre, la malade est à 6 grammes de créosote, après avoir augmenté de 1 gramme tous les trois ou quatre jours. Son poids est de 50 kilog. Les sels fixes de ses urines sont augmentés dans les proportions suivantes :

Urée.	21 gr. 03
Chlorures.	6 — 90
Sulfates.	1 — 99
Phosphates	2 — 07

L'assimilation et la nutrition se font d'une façon plus régulière. La toux a diminué très sensiblement, ainsi que l'expectoration. Les signes stéthoscopiques sont restés les mêmes. Les crachats contiennent des bacilles moins nombreux. La fièvre vespérale a disparu.

Le 23 septembre, elle est à 10 grammes de créosote qu'elle continue régulièrement en signalant elle-même l'amélioration de son état général.

Son poids est de 50 kil. 500.

Le 14 novembre, à la suite d'une querelle avec la sœur, elle suspend son traitement, quitte l'infirmerie et entre comme employée à la lingerie de l'établissement.

A ce moment, elle ne tousse, ni ne crache plus. Elle se porte très bien, se promène toute la journée dans le parc de l'hôpital.

Les crachats ne contiennent plus de bacilles depuis plus d'un mois.

Comme signes stéthoscopiques, à peine la submatité est-elle un peu plus accusée que normalement dans les deux fosses sus-épineuses. La fièvre et les sueurs ont disparu dans les premiers jours du traitement et n'ont plus reparu depuis.

Le poids est de 53 kilogrammes.

Les échanges nutritifs sont presque normaux quoique faibles.

L'état général est excellent.

Nous revoyons cette jeune fille en avril 1892. Son état est resté le même. Il y a donc guérison au moins apparente.

Observation II

Jeanne P..., pupille de l'hospice, âgée de dix-neuf ans, est une forte jeune fille, de santé robuste, que des lésions tuberculeuses graves n'ont pas abattue.

Il nous est impossible d'avoir aucun renseignement sur ses antécédents héréditaires. Elle a été recueillie toute jeune par les hospices et n'a jamais connu ses parents.

Elle a été élevée dans les montagnes de l'Ardèche, où elle s'est très bien portée jusqu'à son entrée à la filature de Vals. A partir de ce moment, elle n'a plus eu une santé régulière sans faire cependant aucune maladie déterminée. Elle arriva ainsi à l'âge de seize ans, où cet état précaire s'étant un peu accentué, elle dut se reposer quelques mois. Elle ne fut réglée qu'à ce moment. Un peu remise, elle rentra à la filature où elle continua à travailler jusqu'à l'hiver 1890-1891 où elle commence à tousser et à perdre peu à peu ses forces.

Effrayée par une première hémoptysie, elle entre au mois de mars 1891 à l'hôpital d'Aubenas, où elle reste un mois. On lui donne pendant ce temps du vin de quinquina et la solution de biphosphate de chaux.

Elle reprend ensuite son travail jusqu'en fin juillet, où de nouvelles hémoptysies la font entrer à l'hôpital Sainte-Marguerite, le 22 août 1891.

Au moment où nous la voyons, elle présente les caractères suivants :

La toux est fréquente, l'expectoration abondante, muco-purulente.

L'appareil digestif est en assez bon état ; l'appétit est conservé, la digestion un peu laborieuse, pas de vomissements ; pas de diarrhée. Bacilles dans les crachats.

A l'examen local, on trouve :

En arrière, submatité assez prononcée dans les fosses sus-épineuses.

A droite et à gauche, respiration rude. En avant, dans la fosse sous claviculaire droite, craquements humides. A gauche, respiration rude et soufflante.

Voix très enrouée avec douleur laryngée, sans dysphagie.

Examen du larynx : cordes vocales supérieures rouges, tomenteuses, légèrement cylindroïdes. Les cordes vocales inférieures présentent une ulcération de leur bout interne.

Le soir, réaction fébrile assez vive.

Le poids est de 52 kilogrammes.

L'analyse des urines donne les chiffres suivants :

Urée	23 gr. 55	par 24 heures.
Chlorures . .	6 gr. 57	—
Phosphates .	2 gr. 52	—
Sulfates . . .	2 gr. 39	—

qui indiquent une nutrition encore très régulière.

Le 12, lavement créosoté à 1 gr. qu'elle supporte très bien, quoiqu'elle se plaigne de légères coliques dans la nuit qui en suit l'ingestion.

Pour éviter ces coliques, nous n'augmentons les doses que de 1 gramme.

Le 3 septembre, elle prend 5 grammes de créosote.

Il n'y a pas de changement notable à l'auscultation.

La toux ne s'est pas amendée. L'expectoration est moins abondante, les crachats sont fluides, de nature plutôt muqueuse que purulente.

Ils contiennent toujours des bacilles.

Le tube digestif fonctionne toujours régulièrement.

L'amélioration notable s'est produite dans le larynx : l'ulcération des cordes vocales inférieures a disparu. Les cordes vocales sont moins congestionnées et le larynx n'est plus le siège d'aucune douleur.

La voix est cependant toujours rauque.

Il n'y a pas eu de nouvelle hémoptysie.

La malade pèse 57 kil. 500.

Les échanges nutritifs sont toujours normaux.

A l'auscultation, il n'y a pas de changement. Les lésions locales ne se sont pas aggravées, mais ne se sont pas amendées.

Persistance des craquements humides dans la fosse sous-claviculaire droite.

Le 6 octobre, lavement créosoté à 10 grammes qu'elle continue à la même dose. Le poids à ce moment est de 60 kilos.

Le 28 novembre, l'amélioration s'accentue de plus en plus, la voix a repris son timbre normal, les craquements humides ont disparu, à peine perçoit-on sous la clavicule de faibles craquements secs après un violent effort de toux. Poids 60 kilos.

Le 23 décembre, seule la matité persiste en arrière, en avant submatité dans les deux fosses sous-claviculaires.

Le 11 janvier, la malade sort de l'hôpital. Les signes stéthoscopiques ont complètement disparu, à part une submatité très nette en avant et en arrière, des deux côtés.

Les crachats ne contiennent plus de bacilles depuis deux mois.

L'état général est très bon. Le poids est de 62 kilogr. 500.

Les échanges nutritifs se font très régulièrement.

Nous avons revu en mars 1892 la malade, qui est entrée comme infirmière à l'hôpital de la Conception. Son état général est toujours excellent.

Mêmes conclusions que pour l'observation I.

Observation III

Baptistine Th..., âgée de trente et un an. Employée à la sacristie de l'hospice. Sa mère est morte à l'hôpital de la Conception d'une affection tuberculeuse chronique. Son père est inconnu. Elle est entrée à l'hospice à l'âge de neuf ans. Elle a été réglée à l'âge de quatorze ans et a joui d'une très bonne santé jusqu'à l'âge de seize ans. A ce moment, elle eut une pleurésie pour laquelle elle fut soignée à l'hôpital de la Charité par M. le docteur Trastour. Elle resta malade ou convalescente près d'un an. Depuis elle a conservé probablement des adhérences qui expliquent une douleur persistante au côté gauche.

A dater de sa pleurésie, sa santé a été complètement troublée. Elle n'est jamais complètement bien, elle travaille pendant trois mois, puis elle est obligée de se reposer pendant un certain temps. Depuis deux ou trois ans, cet état s'est accentué, elle a eu pendant ce temps des hémoptysies fréquentes mais peu abondantes.

Le 25 mai 1891, elle entre à l'infirmerie, effrayée par une hémoptysie plus abondante que les autres.

A ce moment, elle se plaint de tousser beaucoup, de cracher abondamment. L'appétit est nul, la digestion s'accompagne de nausées et de vomissements lorsqu'une quinte de toux survient.

Poids, 47 kilogrammes.

Rien du côté du larynx.

Nombreux bacilles dans les crachats.

Aux poumons nous trouvons : en arrière, de la matité absolue dans les deux fosses sus-épineuses, mais plus étendue à gauche.

Râles sibilants nombreux, se manifestant surtout à l'expiration et descendant jusqu'à l'angle inférieur de l'omoplate. A droite, respiration rude ; quelques craquements secs.

En avant, fosse sous-claviculaire gauche douloureuse à la pression, matité, respiration rude et soufflante.

Sueurs nocturnes terminant un léger accès de fièvre, commençant vers les huit heures du soir pour se continuer jusque vers minuit.

Commence le traitement le 26 mai 1891 par un lavement huileux contenant 1 gramme de créosote. Se soumet avec peine à ce traitement, qu'elle supporte mal. Chez elle, le malaise est plus accentué que chez les autres malades, elle se plaint d'être comme brisée immédiatement après avoir pris le lavement. Elle accuse en outre des coliques violentes qui la font se soustraire au traitement aussi souvent qu'elle le peut. C'est pour elle que nous avons dû employer le lavement laudanisé et le lavement cocaïnisé préalable. A force de persuasion, nous la décidons cependant à suivre complètement le traitement.

Ce n'est que le 26 juillet qu'elle atteint 10 grammes de créosote, qu'elle ne supporte que deux jours.

Le 28 juillet, lavement créosoté à 8 grammes.

A ce moment, la toux a diminué ainsi que l'expectoration. La fièvre vespérale a disparu. L'appétit a un peu repris, mais il est toujours insignifiant. Le poids est de 48 kilogrammes.

Les échanges nutritifs, au moment de son entrée et le 26 juillet se traduisent par les chiffres suivants :

	25 mai	26 juillet
Urée	17 gr. 4	19 gr. 7
Chlorures	5 — 3	5 — 9
Sulfates	1 — 8	1 — 74
Phosphates	2 — 63	2 — 47

Il n'y a donc pas d'amélioration sensible au point de vue de la nutrition.

Du côté du poumon, nous n'avons pas non plus d'amélioration à signaler. Les signes stéthoscopiques sont restés les mêmes.

Il importe cependant de signaler que, depuis le commencement du traitement, nous n'avons pas eu de nouvelles hémoptysies.

Avec des alternatives de repos et de traitement, nous arrivons au 15 novembre 1891. La malade prend toujours, mais non régulièrement, 8 grammes de créosote par jour.

Le 15 novembre, voici dans quel état elle se trouve :

La toux est rare, l'expectoration faible. L'accès de fièvre du soir n'a pas reparu. L'appétit est toujours très faible.

Le poids est de 48 gr. 500.

L'analyse des urines donne les résultats suivants :

Urée	20 gr. 92
Chlorures	6 — 01
Sulfates	1 — 76
Phosphates	2 — 23

Il y a donc très peu d'amélioration.

L'état du poumon est, lui aussi, sensiblement le même : la matité est toujours aussi étendu en arrière. On perçoit toujours quelques craquements secs sous la clavicule gauche.

Il n'y a pas eu de nouvelle hémoptysie.

En somme, par un traitement prolongé, nous n'avons eu guère que des résultats insignifiants.

Nous devons signaler cependant la disparition de la fièvre et des hémoptysies qu'il nous est légitimement permis d'attribuer au traitement.

Observation IV

Louise R....., pupille des hospices, âgée de dix-sept ans, lingère à Valréas (Vaucluse).

Cette malade ne peut nous donner aucun renseignement sur ses parents, qu'elle n'a jamais connus.

Quant à ses antécédents personnels, elle s'est toujours bien portée jusqu'à l'hiver de 1890-91.

Au mois de février 1891, elle a commencé à tousser et à perdre ses forces. Elle a cependant continué à travailler jusqu'au mois de juin, où une hémoptysie légère la décide à entrer à l'hospice Sainte-Marguerite, et le 25 juin 1891 elle entre à l'infirmerie.

La phtisie a fait en peu de temps des progrès rapides, car au moment où nous la voyons nous constatons les symptômes suivants :

L'appétit est nul, la digestion, très pénible, est entravée par des nausées, des vomissements. L'amaigrissement est considérable. Il y a des sueurs nocturnes très abondantes. Le soir, fièvre qui s'élève jusqu'à 39 et 40°.

Crachats purulents contenant peu de bacilles.

A l'examen stéthoscopique, on constate en avant au sommet gauche les signes d'une caverne très étendue (bruit de pot fêlé, gargouillement, souffle caverneux).

En avant et en arrière, on constate à gauche des signes de ramollissement (matité et râles fins humides).

Le poids est de 43 kilogrammes.

Les échanges nutritifs sont très faibles. Le chiffre de l'urée est notamment de 15 gr. 40 par vingt-quatre heures. Il y a, au contraire, un excès (4 gr. 3) de phosphates.

La malade essaie de se soumettre au traitement créosoté; mais elle éprouve de violentes douleurs intestinales qui nous le font supprimer.

Le 17 octobre, elle le reprend sur sa demande.

Elle débute par un lavement de 0 gr. 50 précédé d'un lavement laudanisé à XX gouttes.

Puis elle continue pendant un mois à suivre le traitement et arrive à en prendre 4 grammes par jour, dose qu'elle ne peut dépasser. Le 14 novembre, je suspends le traitement qui n'a donné jusqu'à ce jour aucun résultat.

La fièvre est restée la même, l'appétit n'a pas reparu.

Il y a toujours des bacilles dans les crachats et le poids est tombé à 39 kilogrammes. Nous n'avons pas cru devoir faire l'analyse des urines.

Mort le 4 décembre 1891.

Nous n'avons pu faire l'autopsie qui avait été refusée, mais nous avons pu prendre les reins.

Ces organes nous intéressaient pour savoir si l'élimination de la créosote avait modifié leur constitution anatomique.

Nous n'avons rien observé d'anormal. Les reins sont absolument sains. L'examen histologique faite par M. le professeur Nepveu confirme ce résultat macroscopique.

VIII

RÉSULTATS THÉRAPEUTIQUES

Les tuberculoses que nous avons eues à traiter peuvent être divisées en deux grandes catégories : 1° les phtisies fébriles ; 2° les phtisies apyrétiques.

Parmi les tuberculeux fébriles, nous devons distinguer ceux chez lesquels la fièvre est due au processus infectieux et se manifeste dès l'invasion du poumon par des tubercules, et ceux qui parvenus au dernier degré de la consomption présentent cette forme particulière d'hyperthermie qu'on a coutume d'appeler fièvre hectique ou de résorption. Nous devons dire tout d'abord que, de ces deux formes de fièvre tuberculeuse, la dernière s'est montrée extrêmement rebelle et n'a paru se modifier en rien sous l'action du traitement. C'est du moins ce que nous pouvons conclure de notre observation numéro IV et d'une observation analogue qui s'est aussi terminée par la mort et que nous n'avons pas signalée. Chez ces tuberculeux, porteurs de lésions très avancées (cavernes énormes), la température n'a été abaissée en rien sous l'effet du traitement. Mignon dans sa thèse, en 1891, a observé des résultats absolument contraires, en employant les inhalations créosotées selon la formule de M. Tapret et les pilules d'iodoforme et de créosote à l'intérieur.

Au total, nous avons eu sur nos quinze malades : 8 cas de tuberculose chronique au premier degré, avec ou sans mouvement fébrile le soir ; 8 guérisons apparentes ou temporaires ;

5 cas de tuberculose au deuxième degré ; 4 cas de guérison apparente ; 1 seul insuccès qui fait le sujet de notre observation numéro III ; 2 cas de tuberculose au troisième degré avec désordres graves du poumon, fièvre intense et marche rapide ; 2 morts, dont l'un fait le sujet de notre observation numéro III.

Si nous prenons les uns après les autres les divers symptômes, nous avons observé les résultats suivants :

L'amélioration se manifeste en général de huit à quinze jours, et la première modification heureuse est celle de l'expectoration qui devient généralement moins abondante, quelquefois plus facile. Les malades trouvent que leurs crachats *se détachent plus facilement.*

Cette sensation provient peut-être tout simplement de ce que la toux est moins pénible. La toux diminue aussi très vite d'intensité sous l'influence de la créosote et finit par disparaître complètement.

La fièvre diminue d'intensité, surtout lorsqu'il s'agit des petits accès fébriles qui accompagnent le début de la tuberculose. Comme nous l'avons vu plus haut, la fièvre de résorption de la dernière période n'est modifiée en rien par le traitement.

Les sueurs nocturnes suivent les variations de la fièvre vespérale et disparaissent en même temps que cette dernière.

L'appétit reparaît en même temps que la toux et l'expectoration diminuent. L'estomac, n'étant plus chargé de matières muqueuses ou purulentes, de digestion difficile, reprend ses fonctions et demande plus de nourriture. Comme conséquences, le poids du corps augmente et les échanges nutritifs deviennent plus énergiques.

En même temps, les phénomènes stéthoscopiques se modifient, les craquements diminuent de nombre et d'intensité ; tout signe qui se rattache de près ou de loin au type bullaire disparaît ou s'atténue, et bientôt il ne reste plus à l'auscultation que les signes d'induration pulmonaire.

La diarrhée tuberculeuse est modifiée au point d'être remplacée par de la constipation. C'est une constatation que nous avons faite sur tous nos malades excepté les deux malades à lésions graves.

Les hémoptysies ont toujours disparu sous l'influence du traitement. C'est pourquoi, jusqu'à nouvelle expérience, nous ne nous rangeons pas à l'avis général des auteurs qui font des hémoptysies une contre-indication à l'usage de la créosote dans la tuberculose pulmonaire. Aux doses élevées où nous avons prescrit ce médicament, nous ne l'avons jamais vu produire de phénomènes congestifs.

Dans la laryngite tuberculeuse, il y a généralement une amélioration locale très nette, diminution de l'inflammation des cordes vocales, cicatrisation des ulcérations, disparition de la douleur et de la dysphagie.

Si nous avons appelé *guérisons apparentes* les cas où nos malades ont été amendés au point de ne plus présenter aucun signe, c'est en nous souvenant des conclusions du travail de M. H. Martin (1), conclusions que voici :

« Les germes ou microbes tuberculeux peuvent séjourner dans l'organisme de certains animaux réfractaires, plusieurs semaines ou plusieurs mois, et y conserver dans une sorte de vie latente leurs propriétés infectieuses qui ne se manifesteront que plus tard, après transplantation dans un milieu favorable à leur pullulation. »

(1) H. Martin, *Virulence des microbes tuberculeux*, t. LXXXVII de l'*Œuvre de la tuberculose.*

CONCLUSIONS

I. — Sans être spécifique de la tuberculose, la créosote donne les meilleurs résultats lorsqu'elle est associée aux autres ressources de la thérapeutique et de l'hygiène.

II. — Chez les tuberculeux apyrétiques ou à réactions fébriles faibles, dont les lésions du premier ou du deuxième degré s'accompagnent d'une expectoration muco-purulente très abondante, elle peut donner des guérisons au moins temporaires.

III. — Elle est contre-indiquée dans les formes à tendance hyperémique, à marche rapide et à réactions intenses.

IV. — Elle donne une amélioration locale rapide dans la phtisie laryngée.

V. — Les hémoptysies ne sont pas une contre-indication à son emploi.

VI. — La présence de l'albumine dans les urines contre-indique absolument l'emploi du traitement créosoté.

VII. — La créosote s'élimine en majeure partie par les reins à l'état de créosol sulfate de potasse et de gaïacol sulfate de potasse.

INDEX BIBLIOGRAPHIQUE

REICHEMBACH. — J. für chemis. u. Phys. von Sweiger, t. LXI et LXVII, traduit par Vallet. — J. pharmacie et chimie, t. XIX.

SEMMOLA. — De la créosote, 1833.

MIQUET. — Thèse de Paris, 1834.

KŒHLER. — Bulletin de thérapeutique, t. XI, 1836.

DEVERGIE. — — t. XXXVI.

ORFILA. — Toxicologie, t. II, 1852.

STANISLAS MARTIN. — Bulletin de thérapeutique, t. LXI, 1861.

DELOUZE et FRÉMY. — Chimie générale, t. VI, 1865.

GAUBE. — Comptes rendus, 1870.

MORACHE. — — 1870.

PÉCHOLIER. — Montpellier médical, 1874.

DAREMBURQ. — Thèse de Paris, 1876.

BOUCHARD et GIMBERT. — Note sur la créosote vraie dans le traitement de la phtisie pulmonaire. Paris, 1877.

HUGUES. — Thèse de Paris, 1877.

BRAVET. — Thèse de Paris, 1878.

BERNARD. — Gazette des hôpitaux, 1879.

FRÆNTZEL. — Berliner Klinisch. Woch, n° 17, 1887.

RODAIS. — La créosote dans la phtisie. — Union médicale, 28 mai 1889.

CORNET. — Influence des antiseptiques sur le bacille tuberculeux. — Zeitschrift für Hygiene, t. V.

BERLIOZ. — Recherches expérimentales sur l'antiseptie interne et le traitement de la tuberculose. — Annales de l'enseignement supérieur de Grenoble, n° 2.

HARRIS. — Traitement antiseptique de la phtisie. — Revue des sciences médicales, t. XXXVI.

HOPMAN. — La créosote à haute dose dans le traitement de la tuberculose. — Berliner Klin. Woch, n° 48.

GUTTMANN. — Le pouvoir antiseptique de la créosote et son emploi dans la phtisie. — Zeitschrift für Klin. Medicin., t. XIII.

LESQUILLON. — Thèse de Paris, 1888.

MIGNON. — — 1888.

H. MARTIN. — Virulence des microbes tuberculeux. — Œuvre de la tub., fascicule de 1887.

BUNLUREAUX. — Bulletin de la Soc. de derm., avril 1891.

GIMBERT. — Congrès de la tuberculose, 1891.

FLIRT. — New-York med. Journal, 1890.

SOMMERBROOT. — Berliner Klinisch Wochens., n° 7, 1891.

GERMAIN SÉE. — Bulletin Académie de médecine, avril 1891.

SOULIER. — Traité de thérapeutique.

GRASSET et IMBERT. — Élimination de la créosote. — Bulletin de thérapeutique, mars 1892.

www.ingramcontent.com/pod-product-compliance
Ingram Content Group UK Ltd.
Pitfield, Milton Keynes, MK11 3LW, UK
UKHW020216200726
13856UKWH00004B/1421

9 782011 296542